COME CURARE EFFICACEMENTE LO STRESS CRONICO LEGATO AL LAVORO

SMETTERE DI STRESSARTI SUL LAVORO, RIMUOVERE RAPIDAMENTE L'ANSIA ACUTA DALLA TUA VITA, SVILUPPARE UN ATTEGGIAMENTO POSITIVO

Jorge O. Chiesa

Indice dei contenuti

Introduzione

Anche se lo stress fa parte di qualsiasi questione legata al lavoro, lo stress eccessivo non ne fa parte. Quando si è stressati, non solo si è un magnete per tutti i tipi di "malattie", ma si invoca anche la responsabilità e l'inefficacia. Questo perché, quando sei fisicamente ed emotivamente squilibrato, la tua capacità di affrontare le cose è meno efficace e anche la tua resistenza alle malattie è bassa. Prendi qui tutte le informazioni di cui hai bisogno.

Quando sentite che siete troppo stressati, fate uno sforzo per salvarvi dalla distruzione totale e trovare il modo di alleviare la vostra condizione attuale. E' la tua decisione che puo' rendere le cose migliori per te. Perche' dico questo? Perché che ti piaccia o no, le cose peggioreranno nei prossimi giorni.

Fine dello stress

La domanda è: come intendete eliminare lo stress sul lavoro? Ci sono molti modi pcr ridurre lo stress e la maggior parte di essi utilizza un livello di concentrazione personale. Ecco alcune utili linee guida.

Organizza il tuo compito in base alla sua importanza e al suo tempo. Ci sono compiti molto importanti, ma che ti darebbero abbastanza tempo per esercitarti. Pertanto, dovrebbe essere elencato accanto a quello urgente e importante. Una volta terminata la categorizzazione, create un piano con una timeline e assicuratevi di includervi un REST TIME e un FREE DAY.

Non utilizzare il tempo di riposo per completare un'attività incompleta. Il tempo di riposo è per la mente e il corpo per riposare. Questo vi permetterà di riposare il cervello e i nervi, così come il vostro corpo dallo stress causato da troppo lavoro. Ricordate, siete responsabili di mantenere la vostra salute fisica ed emotiva in buona forma.

Non ignorare alcun segno di stanchezza perché potrebbe portare ad un problema più grave. Se ti senti troppo stanco, riposa. Se ti senti depresso, ansioso e irritabile, vai avanti e riposa. Se non riesci a concentrarti su quello che stai facendo e stai perdendo interesse per esso, stai tranquillo. Se state usando alcool e droghe per affrontare lo stress, fermatevi e riflettete. Hai gia' raggiunto il limite. Non si lasci andare cosi' lontano.

Sforzatevi di ridurre lo stress da lavoro prendendovi cura di voi stessi. È possibile iniziare a ripristinare la vostra salute fisica ed emotiva. Una volta che questi due aspetti sono stati affrontati correttamente, sarà più facile per voi affrontare le vostre altre esigenze, perché vi sentirete più ottimisti e forti quando vi sentirete meglio dentro e fuori.

Una volta che sei più stabile fisicamente ed emotivamente, il tuo prossimo passo per liberarti dallo stress del lavoro è quello di organizzare e dare priorità alle cose. Fare uno sforzo per organizzare prima le cose e poi dare loro delle priorità. Una volta fatto questo, sarete più guidati e riprenderete il controllo delle cose. In questo modo è possibile gestire bene lo stress con autocontrollo e sicurezza.

I motivi dello stress sul lavoro

I dipendenti e i titolari di un'azienda hanno la loro parte di stress sul lavoro. I dipendenti hanno diversi livelli di stress rispetto ai titolari di azienda perché non hanno molte responsabilità importanti come il titolare dell'azienda. Pertanto, non possiamo dire che solo la base può sperimentare lo stress, perché nel quadro generale, proprietari e manager hanno anche le loro lotte.

Le seguenti sono le cause più importanti dello stress lavorativo di cui i dipendenti e i manager dovrebbero essere consapevoli.

1. La causa principale dello stress è il sovraccarico di lavoro. Anche il dipendente più importante si sentirà sicuramente sotto pressione quando bombardato di lavoro per un periodo di tempo molto limitato. Anche se questo è irrazionale, succede sempre.

2. Al contrario, ci sono anche dipendenti che si sentiranno stressati quando avranno meno responsabilità, soprattutto quando vedranno intorno a loro casi di licenziamenti e licenziamenti. A quanto pare, non vogliono essere sorpresi a non fare nulla, dato che potrebbero essere il prossimo candidato ad essere licenziati.

3. La minaccia di perdere il lavoro è una delle principali cause di stress sul lavoro. Con lo stato attuale della nostra economia, la sicurezza del lavoro non è costante. A volte i licenziamenti sono fatti in gran parte mentre le assunzioni sono appena terminate.

4. La promozione è anche una delle cause dello stress sul lavoro. Nella maggior parte dei casi, i dipendenti sono solitamente annoiati con il loro lavoro quotidiano e quindi vorrebbero sperimentare un lavoro più impegnativo per ottenere un compenso maggiore.

Tuttavia, passare al livello successivo può essere stressante sapere che non è solo una persona in cerca di promozione, ma quasi tutti i dipendenti che sono capaci come gli altri in termini di prestazioni lavorative.

5. Un'altra causa di stress sul lavoro è lo svolgimento del lavoro sbagliato. Se stai lavorando a qualcosa che non sai, probabilmente ti brucerà. Soprattutto, se esitate a chiedere aiuto a qualcuno che conoscete e che può aiutarvi nel vostro dilemma perché non volete essere percepiti come incompetenti, avete appena raddoppiato lo stress.

6. Una cattiva gestione può essere anche un grave stress da lavoro. Se il capo dell'organizzazione non può guidare il suo team, è probabile che i subordinati si sentano persi e senza scopo. Questa situazione può lasciare la squadra vagante e stagnante.

7. Un ambiente di lavoro scadente può

anche essere una delle ragioni per cui i dipendenti sono stressati. Naturalmente, nessuno si sente a proprio agio a lavorare con apparecchiature d'ufficio rotte, illuminazione insufficiente, ambienti rumorosi, mobili scomodi e altro ancora.

8. Nessun sistema di supporto adeguato può essere fonte di stress anche per i dipendenti. Questo perché molte cose accadono all'interno dell'ufficio e quando le cose peggiorano, qualcuno deve essere in grado di aiutarli a risolvere il problema nella procedura corretta.

Come delegare?

I leader buoni ed efficaci sanno come delegare. Non puoi mai essere efficace se fai tutto per te stesso. Smettila di giocare a fare Dio perché è impossibile. Accettare il fatto che non importa quanto tu sia brillante e abile, non c'è modo di fare tutto per te stesso. Quando si delega, non significa che non si è in grado di fare il lavoro. Significa che avete il potere di delegare perché avete maggiori responsabilità che non potete permettervi di perdere.

Immaginate come la Coca-Cola Company può soddisfare la crescente domanda della gente se c'è una sola persona che ci lavora e questo è il grande capo. Quanto è pazzesco? Naturalmente, il proprietario delegherà le responsabilità ai suoi membri di fiducia del consiglio di amministrazione e dei loro subordinati per soddisfare la domanda dei loro prodotti.

Dal punto di vista di un dipendente, un manager non è considerato un dipendente fisso, non perché sia una persona speciale, ma perché il suo lavoro è quello di formare i dipendenti e di capire le loro esigenze per saperli motivare a svolgere efficacemente il loro lavoro. Per fare questo, il manager deve delegare le responsabilità in modo appropriato.

Parlando di delegare responsabilità, è imperativo che tu usi il tuo giudizio su cose che possono essere delegate e cose che non possono essere assegnate a qualcun altro. Ad esempio, state lavorando ad un progetto speciale che richiede la vostra specializzazione. Il buon senso vi direbbe che delegare le vostre responsabilità a qualcuno che non è un esperto nel vostro campo significherebbe un FAULT in ogni modo.

Inoltre, cercate di non delegare sempre solo il "lavoro sporco" perché potrebbe dare l'impressione di non dare importanza alla capacità dei vostri subordinati. Dare loro responsabilità che possano risvegliare il loro interesse e liberare il loro pieno potenziale di tanto in tanto.

Con questo in mente, delegare le cose che meglio si adattano a ciascuno dei vostri subordinati. Dovreste considerare i vostri punti di forza e di debolezza individuali, così come la vostra dedizione al raggiungimento dei risultati. Una volta che avete finito di assegnare i compiti, assicuratevi di dare le vostre istruzioni in modo chiaro utilizzando termini che tutti possono capire.

Una volta che il computer è pronto a partire, assicuratevi di controllare regolarmente le sue prestazioni in modo da poterlo misurare. Assumere il controllo del progetto e monitorarlo regolarmente aumenterà il tasso di successo del vostro team. Tuttavia, durante il monitoraggio, assicuratevi di fornire una formazione pertinente in modo che il vostro team si senta più motivato a lavorare e più sicuro di svolgere il proprio lavoro.

La natura nel vostro ufficio

Un modo per ridurre lo stress sul lavoro è quello di portare un segno della natura in ufficio. Vedere un solo segno di vita può cambiare il tuo umore e la tua visione delle cose stressanti.

Gli studi dimostrano che l'invasatura delle piante all'interno dell'ufficio può aiutare a ridurre le tossine nell'aria, diminuire l'affaticamento e diminuire l'insorgenza di malattie. Pertanto, i casi di assenza per malattia si riducono drasticamente ogni mese.

Inoltre, le piante non solo aggiungono colore alla noiosa vista del vostro ufficio, ma possono anche contribuire ad aumentare la produttività, dato che i lavoratori sono meno stressati e sani. Le piante possono letteralmente ridurre le tossine nel corpo causate dalle radiazioni provenienti da computer, telefoni cellulari e altri dispositivi che emettono radiazioni. Più di questo, ecco alcuni dei vantaggi di mettere alcune piante nel vostro ufficio.

✓ Aiuta a ridurre gli effetti dannosi dei computer.

✓ Assorbe le sostanze inquinanti dell'aria che possono risultare in un ufficio più pulito e incontaminato.

✓ Elimina i cattivi odori.

✓ Produce più ossigeno in modo che il corpo funzioni correttamente e la mente pensi più chiaramente.

✓ Può promuovere buoni sentimenti e pensieri sereni.

D'altra parte, aggiungere piante al proprio ufficio non è sufficiente. Devi anche pianificare il tuo arrangiamento corretto. Non importa come vorreste portare la natura nel vostro ufficio, ricordate sempre che dovrebbe servire al vostro scopo e non il contrario.

Prenditi una pausa.

Anche le macchine hanno bisogno di un certo tempo di riposo per funzionare correttamente. Le ricerche dimostrano che i dipendenti che non fanno pause possono sviluppare malattie gravi che possono costare loro il risparmio di una vita. Questo non è sicuramente positivo se si considera che tutti lavoriamo per vivere, non per vivere per lavorare.

Non lavorare troppo duramente

In situazioni normali, i dipendenti preferiscono lavorare direttamente piuttosto che prendersi una pausa per rispettare le scadenze ed evitare sovraccarichi di lavoro. La maggior parte dei dipendenti di oggi possono multitasking, non perchÃ© vogliono, ma perchÃ© devono. In alcune aziende, i dipendenti sono costretti a lavorare durante le pause per coprire tutto il lavoro che deve essere fatto perché l'azienda non ha abbastanza personale.

Ciò che gli amministratori dell'azienda non si rendono conto è che, facendo ciò, spingono i loro dipendenti a lavorare troppo duramente, il che alla fine si tradurrà in un'improduttività causata da stress e malattie. In queste condizioni, è chiaro che l'impresa non sta beneficiando di questa situazione. Al contrario, stanno perdendo perché la produttività dei dipendenti è inferiore rispetto alle spese sostenute per le spese mediche, oltre alle assenze per malattia retribuite.

Come dipendente, è vostra responsabilità prendervi cura della vostra salute. Non importa quanto frenetica sia la vostra agenda, prendetevi le pause e riposate. È meglio programmare una pausa biologica all'ora per respirare aria fresca e camminare in ufficio poco prima di riprendere il lavoro.

Puoi anche fare un po' di stretching per eliminare dolori alla schiena e crampi. Questi sono alcuni dei diversi tratti che puoi applicare durante il tuo periodo di riposo.

✓ Inclinare lentamente la testa da un lato all'altro.

✓ Muovi i fianchi con un movimento circolare. Fate lo stesso con le spalle.

✓ Sollevare una gamba per circa 10 secondi mentre l'altra è diritta. Fai lo stesso con l'altra gamba.

✓ Allunga le braccia per qualche secondo e gira i palmi delle mani.

✓ Fai qualsiasi movimento che possa allentare la tensione in pochi secondi e far sentire il piacere al tuo corpo.

Elimina il rumore stressante

Lo stress può essere come un panno che usiamo ogni giorno se non facciamo qualcosa al riguardo. Nessuno in questo pazzo mondo può sfuggire ai pericoli dello stress, ma tutti possono evitarlo in un modo o nell'altro. Imparare a bloccare il rumore stressante nella vita quotidiana e scegliere di essere più positivi!

E' vero che quando parliamo di cause di stress, possiamo identificare molte cose come lavoro eccessivo, bassi salari, orari di lavoro prolungati, problemi familiari, problemi romantici, traffico esasperante, bollette elevate, scadenze infinite, colleghi di lavoro fastidiosi, vicini di casa che spettegolano, bambini ostinati, conti bancari in ammortamento, tassi di interesse ipotecari in aumento, e molto altro ancora.

Potete minimizzare questi casi stressanti nella vostra vita quotidiana se sapete come gestire lo stress in modo efficace. La chiave è non lasciare mai incustodite le piccole responsabilità. Devi capire che le piccole cose quando passano inosservate si accumulano fino al momento in cui non riesci più a gestire la maggior parte dello stress.

Cercate di sviluppare l'abitudine di evitare i ritardi. Fate anche il compito più semplice e più piccolo che avete nel vostro diario e noterete che la vita è molto più facile in questo modo. Non c'è bisogno di assumere un esperto per aiutarti a gestire il tuo stress, in quanto potrebbero aumentare il tuo carico sapendo che possono farti pagare più di quanto tu guadagni. Dopo tutto, se dovessi davvero passare attraverso tanta pressione nella vita, impareresti ancora qualcosa da lei che ti renderebbe ancora più saggio.

Decontaminare l'ambiente circostante

Molte persone, a causa del desiderio di avere un ambiente di lavoro pulito e pacifico, provano il processo di decluttering, ma la maggior parte delle volte falliscono. Per fare questo, è necessario prima di tutto decidere e conoscere le basi della semplicità e i vantaggi di un ambiente di lavoro chiaro. Si può iniziare facendo piccoli e importanti passi in una volta, perché non si può fare molto quando le cose si fanno in fretta. Ecco alcuni passi efficaci per iniziare.

Assegnare uno spazio per i documenti in arrivo. A volte perdiamo documenti importanti perché, dopo che ci sono stati approvati e consegnati, li lasciamo automaticamente da qualche parte dove li abbiamo messi per l'ultima volta. Non collocare documenti importanti o altri documenti ricevuti sulla scrivania di qualcun altro o in auto. Sviluppare l'abitudine di mettere le cose in atto.

Creare una zona libera da ingombri e far sapere a molti di rispettare la vostra regola. Disciplinare se stessi per mantenere questa zona disordinata e pulita in ogni momento. Devi capire che non sei l'unica persona in ufficio, quindi puoi aspettarti che non tutti rispettino le tue regole. Anche così, fino a quando vedi la tua zona libera da un disordine veramente pulito, alla fine ti adatterai ad essa e diventerai più cauto nel seguire le sue regole. Una volta che ci sei riuscito con uno spazio piccolo e ordinato, espandi il tuo limite fino a quando non riesci a gestire l'intero ufficio.

Si dovrebbe pianificare un programma di decadimento anche una volta alla settimana e assicurarsi di seguirlo. Quando arriva il momento in cui è necessario decadere, prepararsi alla disciplina, perché non significa che si è sempre entusiasti di questa idea. La cosa buona di questo è che diventerà la vostra routine e prima o poi vi abituerete a questa attività costruttiva.

Assegnare una casella per le cose che non si possono lasciare andare ma che non si possono usare. Queste cose possono essere regali di cui non avete bisogno, ma che avete scelto di conservare a causa del loro valore sentimentale. Mettete tutte queste cose in una scatola e conservatele lontano dal vostro sito, ma devono essere protette per essere sicuri che non siano danneggiate.

Dare in beneficenza le cose che non usi piu'. A quanto pare, ci saranno poche cose che avete raccolto dalla vostra attività organizzativa e quindi avete qualcosa da donare. Mettete queste cose in una scatola e consegnatele all'ente benefico di vostra scelta.

Definire le priorità

Sul lavoro, ci si può aspettare di gestire diversi progetti contemporaneamente. Pertanto, per non trascurare qualcosa, è necessario stabilire delle priorità. Il fatto è che un progetto è importante quanto l'altro. Come hai intenzione di stabilire le priorità? Non sentirti sopraffatto da questa situazione, capisci che anche se tutto ciò per cui lavori è ugualmente importante, sono sicuro che non scadranno nella stessa data. Qui ci sono i passi che puoi fare per imparare a dare priorità ai progetti.

Poiché questo capitolo riguarda la priorità dei progetti, il vostro primo passo dovrebbe essere quello di elencare tutte le vostre priorità. Quando hai finito con la tua lista, classificali in base al loro livello di importanza. Questo deve essere fatto con la data esatta delle scadenze in modo da essere sicuri di poter superare la scadenza. Inoltre, assicurati di aggiornare la tua lista e di fare tutto il necessario per controllare i tuoi progressi.

In questo modo, diventerete consapevoli dei vostri compiti finali e non completati e sarete quindi in grado di agire di conseguenza. La cosa buona della definizione delle priorità è che non solo vi aiuterà ad organizzare i vostri pensieri e le vostre azioni, ma vi ispirerà e vi motiverà a continuare, specialmente quando vedete grandi progressi da quando avete iniziato a lavorare su un progetto.

Ora entriamo nei dettagli della creazione della vostra lista di priorità. Affinché tu possa essere guidato nella tua azienda, devi avere degli obiettivi da raggiungere. Come hai intenzione di farlo? È necessario inserire un programma specifico per ciascuna delle attività specifiche elencate. Questo vi aiuterà a ricordare anche i più piccoli dettagli del vostro progetto. La chiave è mettere anche il più piccolo dettaglio del vostro progetto nella vostra lista in modo che tutto sia coperto.

Infine, assicuratevi di fare i compiti più semplici, perché quando trascurate le piccole cose si accumulano e alla fine diventano causa di ritardo e panico con l'avvicinarsi della scadenza.

Esercizi al lavoro

Lo stress sul lavoro è inevitabile. Questo perché lavorerai con diversi tipi di persone e diversi tipi di progetti. Alcuni dei lavori possono essere nuovi per voi e la cosa peggiore che potrebbe accadere è che non avete un team o qualcuno che vi sostenga perché hanno anche la loro parte di carichi di lavoro indesiderati.

Se questo sta succedendo a te in questo momento, assicurati di affrontarlo per salvarti dallo stress e dal collasso. Ci sono molti modi per alleviare lo stress sul lavoro, uno dei quali può essere fatto immediatamente durante l'orario d'ufficio. Sto parlando di esercizi sulla scrivania che possono aiutarti ad alleviare lo stress quotidiano. Ecco la lista.

1. Ottenere un buon tratto posteriore. Se siete già seduti in ufficio per diverse ore, prendetevi il tempo di piegare la schiena di lato, perché è un buon tratto di mezzogiorno. Per fare questo, stare in piedi sul bordo della sedia da ufficio e allungare le braccia appena sopra la testa e poi intrecciare le dita. Inclinare il corpo da un lato e poi tenerlo prima di fare lo stesso dall'altro lato.

2. Stretching il collo inclinando la testa in avanti e sentire il collo disteso tenendo la posizione per un po 'fino a quando non si sente sollevato. Faccia questo in una direzione diversa come desidera.

3. Allunga la parte superiore della schiena. Fate questo seduti in posizione eretta con un braccio in tutto il corpo e l'altra mano che tiene il braccio tra il gomito e la spalla. Incrocia le braccia e tieni questa posizione per qualche minuto. Ripetere come desiderato.

4. Allunga la gamba. Fatelo usando una scrivania per ottenere un buon equilibrio. Stare di fronte alla scrivania e piegare una gamba prima di tirare l'altra verso le natiche e sentire la gamba allungata. Mantenere la posizione per qualche istante e ripetere l'operazione come desiderato.

5. Stretching fianchi e cosce. Usa la tua scrivania per mantenere un buon equilibrio quando devi tirare la gamba su e giù. Posizionarsi di fronte alla scrivania e allungare la gamba posteriore prima di sollevare gradualmente la gamba superiore e tenerla e poi abbassarla. Fallo su entrambe le gambe ancora un paio di volte.

Conclusione: benefici della riduzione dello stress legato al lavoro

I datori di lavoro e i dipendenti devono prestare particolare attenzione ai problemi legati al lavoro e riconoscere le cause dello stress per affrontare i problemi di salute e benessere. Le cause di stress sul lavoro sono molteplici e comprendono gli straordinari, l'eccessivo carico di lavoro, il lavoro nel lavoro sbagliato, la pressione dei colleghi, lo scarso sostegno dei dipendenti e i licenziamenti. Questi sono solo alcuni dei tanti motivi per cui molti lavoratori si stressano sul lavoro.

Si nota che qualcuno si sente stressato quando è sempre ansioso, depresso, sottoperformante, sempre affaticato e spesso malato. Se si verificano tali sintomi o si conosce qualcuno che sta mostrando alcuni segni di stress, non ignorarlo perché se lo fai, è molto probabile che tu o una certa persona che soffre di troppo stress prima o poi si romperà prima o poi.

Tuttavia, ci sono molti modi efficaci per combattere lo stress. Per citarne alcuni, iniziamo con l'approccio dell'auto-aiuto. In primo luogo, pensare e fare una lista di tutto ciò che ti fa sentire stressato. Se pensate di poterlo gestire da soli, fate un piano progressivo per aiutarvi a prendere le azioni appropriate per eliminare gradualmente ogni motivo che vi causa lo stress.

D'altra parte, se sentite di non poterlo fare da soli, non esitate a chiedere la collaborazione di qualcun altro e a discutere le vostre preoccupazioni in modo da poter essere adeguatamente consigliati. Mentre risolvete i problemi tecnici, non dimenticate di prendervi cura della vostra salute. Esercitarsi così spesso per aiutare il corpo ad affrontare lo stress e non sottovalutare mai il potere di un buon sonno adeguato.

Ci sono molti vantaggi nel ridurre lo stress legato al lavoro nella vita quotidiana. In primo luogo, riduce le scarse capacità fisiche e mentali, quindi è veloce nel rispondere a qualsiasi compito. In secondo luogo, riduce le malattie e le assenze per malattia, dando a voi e al vostro datore di lavoro un vantaggio. In terzo luogo, aumenta la produttività sul lavoro, che si tradurrà in una maggiore soddisfazione. In quarto luogo, aumenta il vostro vantaggio promozionale man mano che vi impegnate maggiormente nel vostro lavoro e nelle vostre responsabilità. In quinto luogo, diminuisce le spese del datore di lavoro a causa di spese mediche e migliorerà anche il benessere del dipendente.

Il mondo può essere un ambiente piuttosto stressante, soprattutto sul posto di lavoro. Per questo è importante conoscere i segni di sovraccarico e stress per porvi fine. Non importa quanti compiti dovete svolgere o quanto siete occupati, se applicate alcune delle tecniche di cui sopra, siete sicuri di ridurre i livelli di stress e vivere una vita più felice. Nessuno vuole essere costantemente stressato, quindi usa questi consigli per cambiare la tua vita oggi stesso!

Ora sì, vi auguro il meglio dei vostri risultati, e ricordate, tutto è pratico; la teoria senza azione non vi serve a nulla. Porta tutto quello che si impara nella vita reale.

Un grande abbraccio, il tuo amico Jorge!

A proposito, quando si raggiungono i risultati a poco a poco, vi consiglio vivamente, se volete migliorare le vostre abilità sociali sul lavoro, il mio libro, su "Come fare bene con i vostri partner di lavoro", è un libro che sono sicuro vi aiuterà molto a relazionarvi molto meglio con gli altri.

Senza ulteriori indugi, potete trovarlo nel motore di ricerca in Amazzonia, come:

"COME PRENDERE BENE CON I Vostri PARTNER LAVORATORI" o cercando il mio nome, come: "Jorge O. Chiesa".... *Ancora una volta vi auguro di avere successo nei vostri risultati!*

www.ingramcontent.com/pod-product-compliance
Lightning Source LLC
Chambersburg PA
CBHW072026280526
45788CB00007B/2687